30 Défis Érotiques

Défi **1** — Le faire dans la voiture

Garez-vous en lisière de forêt et baissez les sièges pour plus de confort. Profitez-en pour tester des positions inédites... en gardant toujours un œil sur l'extérieur, car on pourrait vous surprendre...

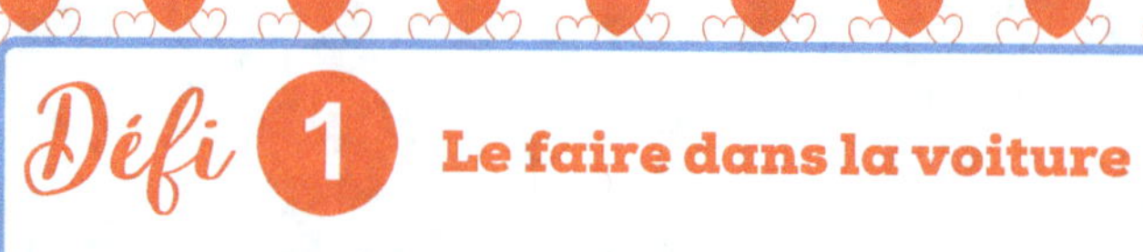

Défi **2** — Aller dans une boutique de sex-toys

Rendez-vous dans la boutique la plus proche de chez vous et ne repartez pas sans avoir choisi un nouveau sex-toy pour couple (avec télécommande).

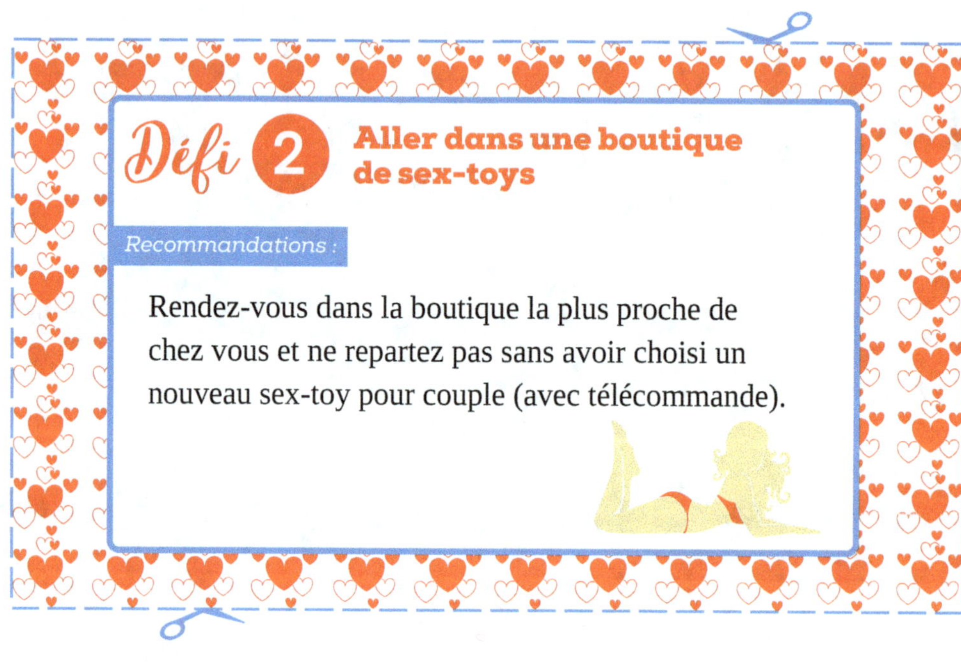

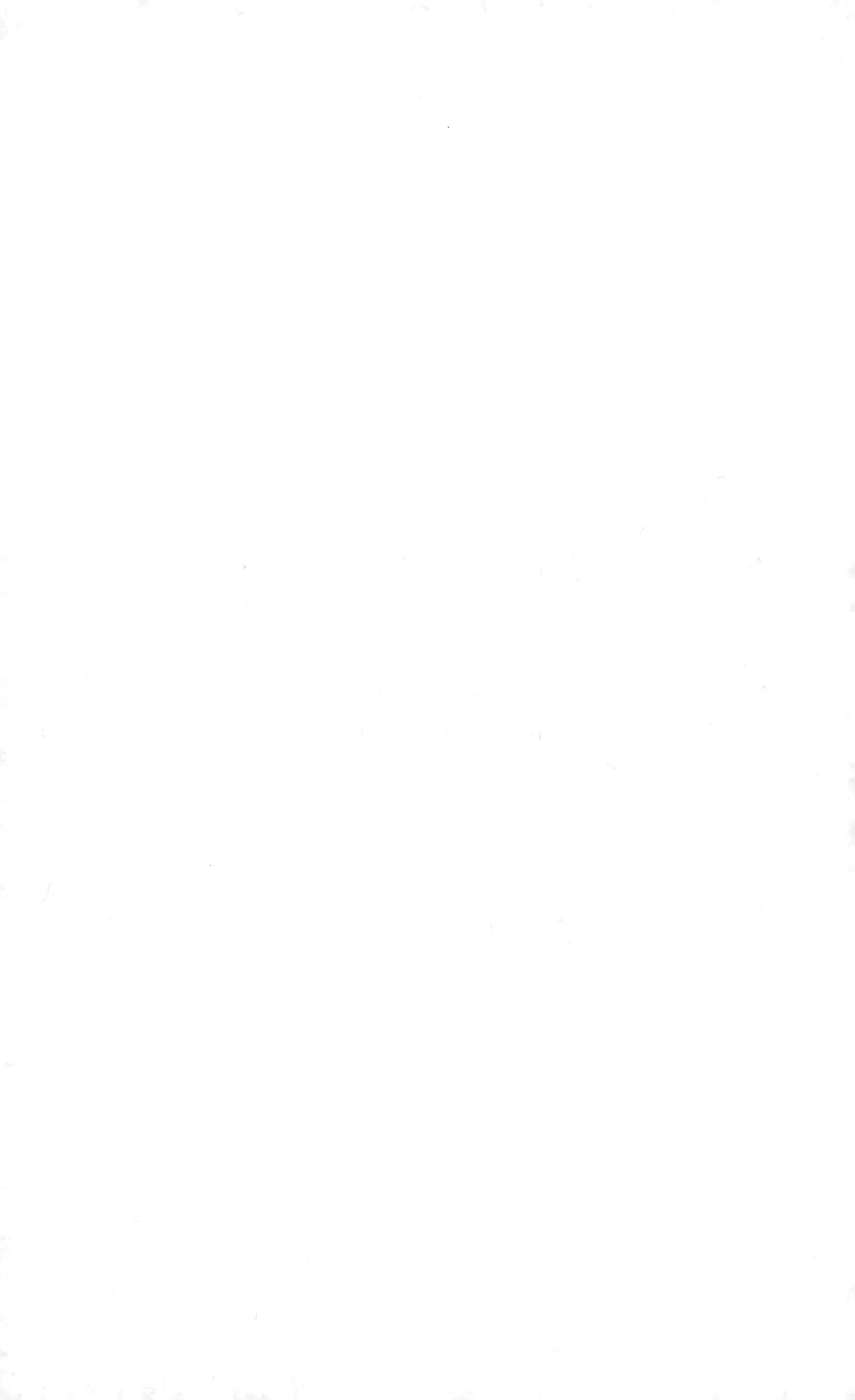

Défi **3** — Tester le nouveau jouet en public

Dans une salle de cinéma ou dans un restaurant, dégainez discrètement votre jouet coquin. Madame tient l'objet pendant que monsieur actionne la télécommande...

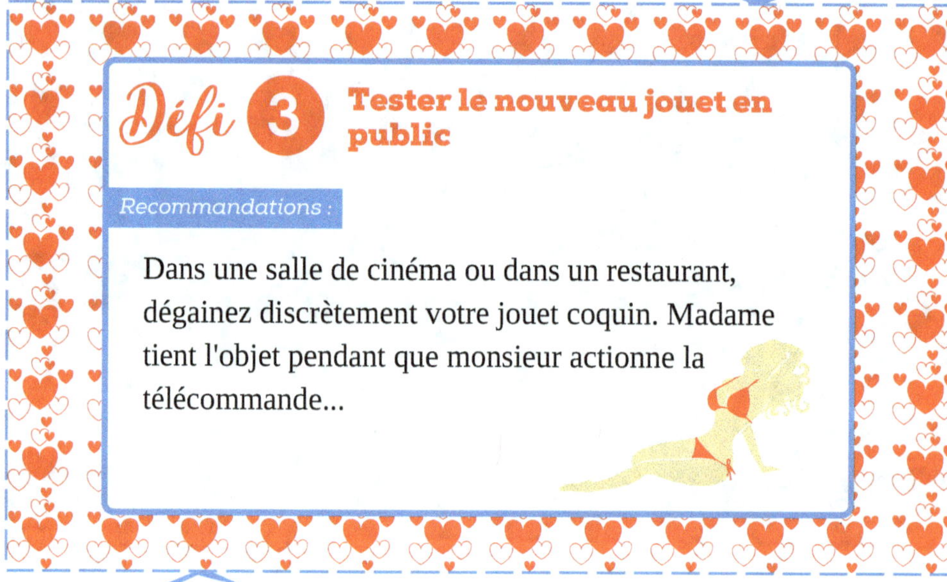

Défi **4** — S'occuper de monsieur pendant qu'il conduit

Pour des raisons de sécurité, choisissez une route peu fréquentée limitée à 30km/h de préférence. Madame s'occupe des attributs de monsieur pendant qu'il conduit. Monsieur, gardez tout de même un oeil sur la route !

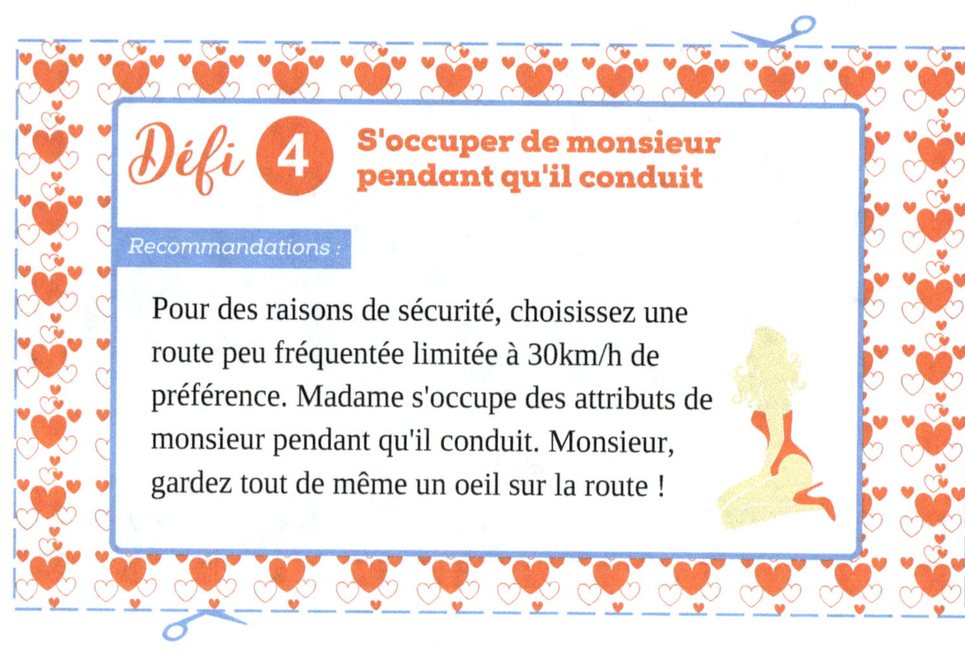

Défi **5** — Faire grimper madame au 7ème ciel

Rejoignez madame lorsqu'elle est sous la douche et sans un mot, mettez-vous à genoux et commencez à la lécher délicatement. N'arrêtez pas tant qu'elle n'a pas atteint l'orgasme.

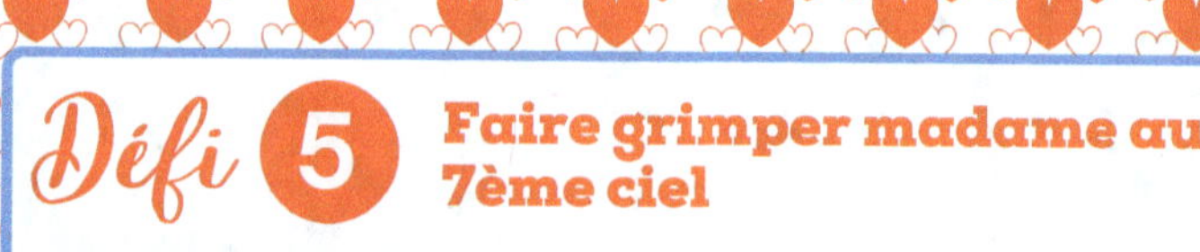

Défi **6** — Lire un roman érotique

Commandez un roman érotique si vous n'en avez pas déjà dans votre bibliothèque. Lisez un passage soigneusement choisi et commencez à lire à haute voix sur le ton de la sensualité. Et si vous le sentez, pourquoi ne pas commencer à vous caresser ?

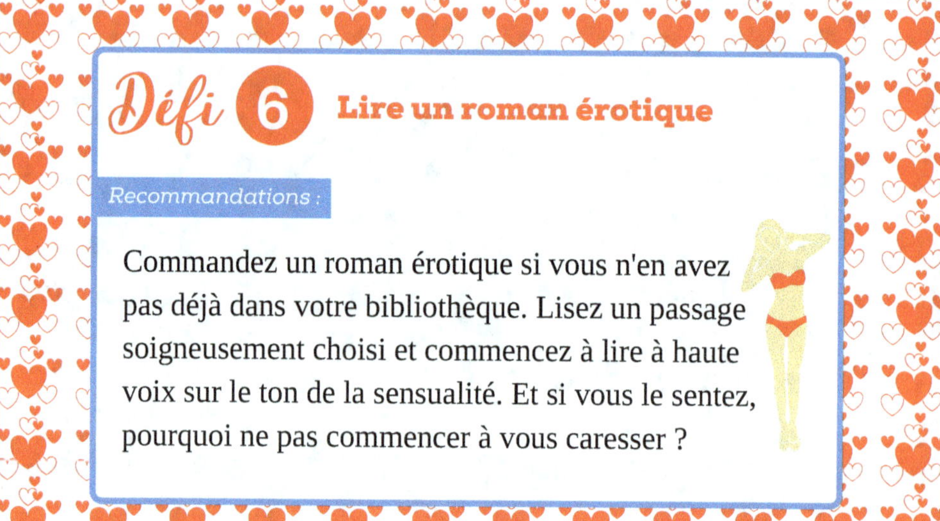

Défi **7** — Regarder un film pornographique

Créez une atmosphère intimiste en disposant des bougies dans la pièce que vous aurez choisie et tamisez les lumières. Parez-vous d'une tenue légère et sexy puis sélectionnez un film érotique ou pornographique... et hop c'est parti !

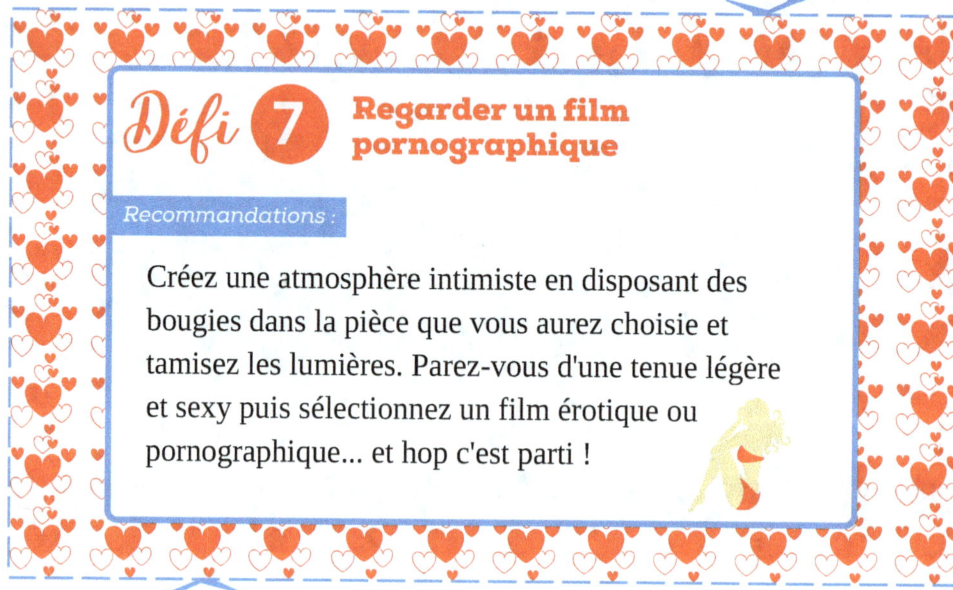

Défi **8** — Sortir sans culotte

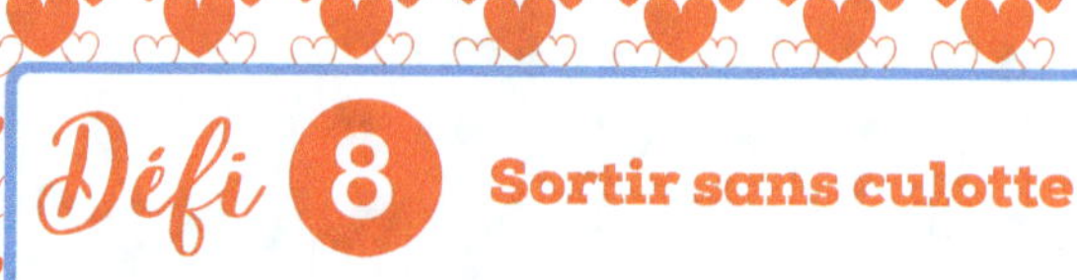

Un jour de pluie, habillez-vous comme vous en avez l'habitude en "oubliant" de couvrir vos parties intimes. Promenez-vous en ville et profitez-en pour faire les boutiques. À la vue des cabines d'essayages, vous pourriez avoir des idées...

Défi 9

Faire une séance photo dans le plus simple appareil

Lors de votre prochaine sortie champêtre, n'oubliez pas votre appareil photo ou votre Polaroïd. Trouvez un champ isolé et prenez la pose sur une botte de foin... sans aucun vêtement.

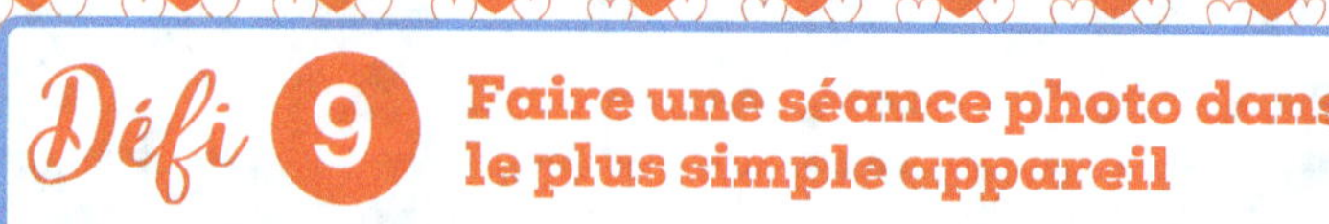

Défi 10 — Le faire devant la caméra

C'est ce qu'on appelle "mettre du piment" dans son couple. Installez un appareil vidéo au coin de la chambre et laissez tourner jusqu'à la fin des ébats. Gardez la vidéo pour vous ou partagez-là sur un site adéquat...

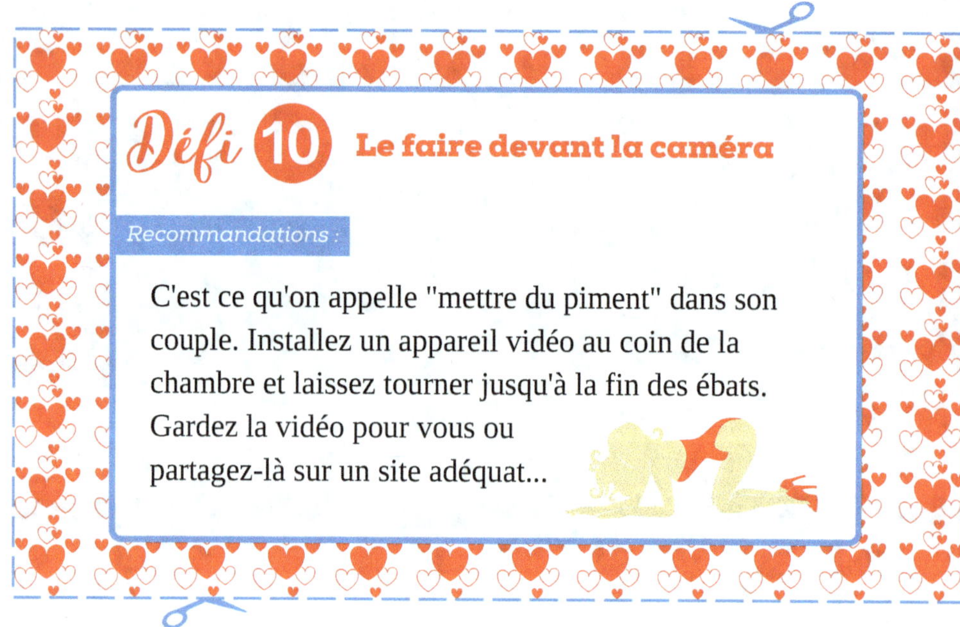

Défi 11 — Faire une séance de massage

Choisissez une huile au parfum sensuel. Proposez à votre partenaire de s'allonger sur le lit et de ne rien faire. Otez-lui ses vêtements puis étalez l'huile sur tout son corps et massez-vous à tour de rôle.

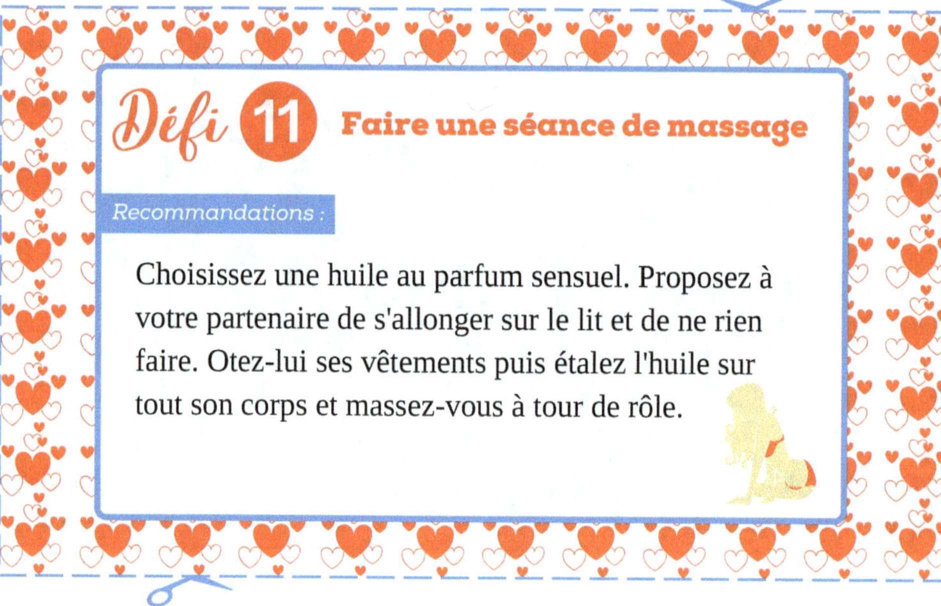

Défi 12 — Le faire chez des amis

Lors d'une soirée chez des amis, évadez vous 5 minutes dans les toilettes. Attention, vous n'aurez pas beaucoup de temps avant d'éveiller les soupçons.

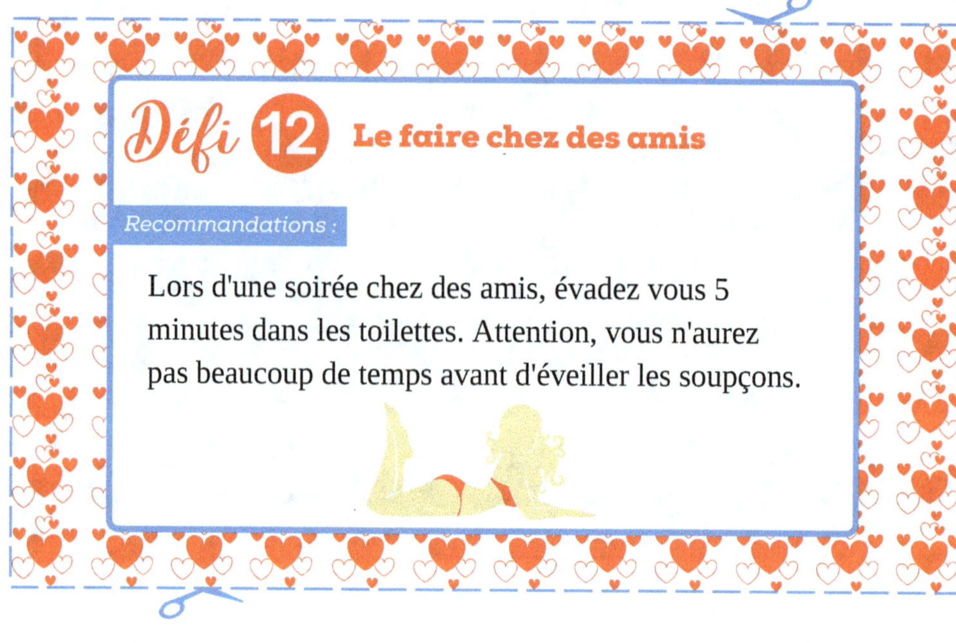

Défi 13 — Faire une soirée naturiste

Rideaux tirés (ou pas), prenez l'apéritif, cuisinez, manger, regardez la télé... sans le moindre tissu. À l'issue de la soirée vous n'aurez qu'une envie : dévorer votre partenaire.

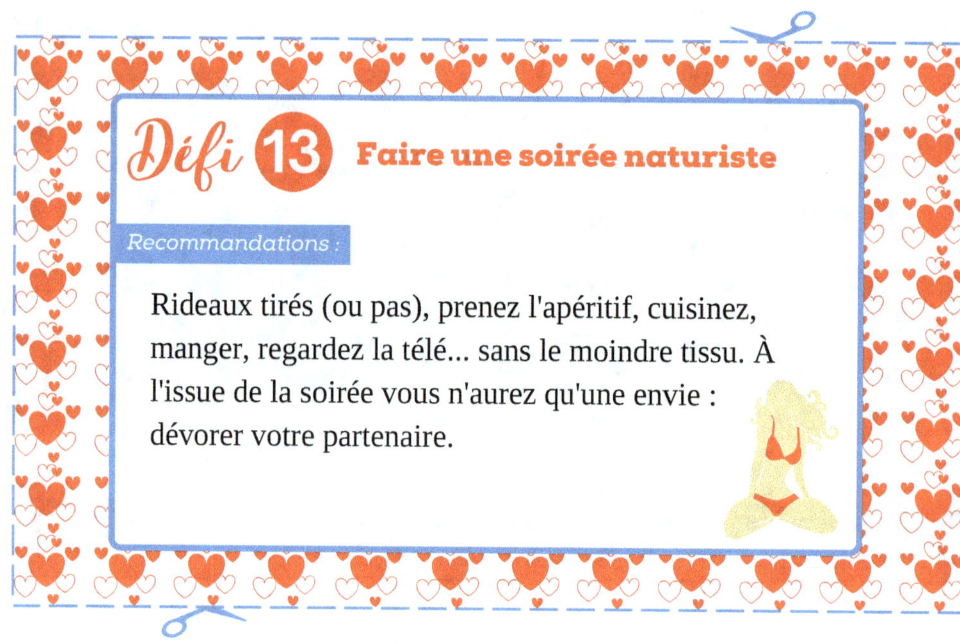

Défi 14 — Un des deux domine l'autre

(déterminez les rôles en jouant à pile ou face)

Recommandations :

Vous avez tous les pouvoirs. Utilisez des menottes, bandez-lui les yeux, donnez-lui des ordres. Il/elle est votre objet sexuel.

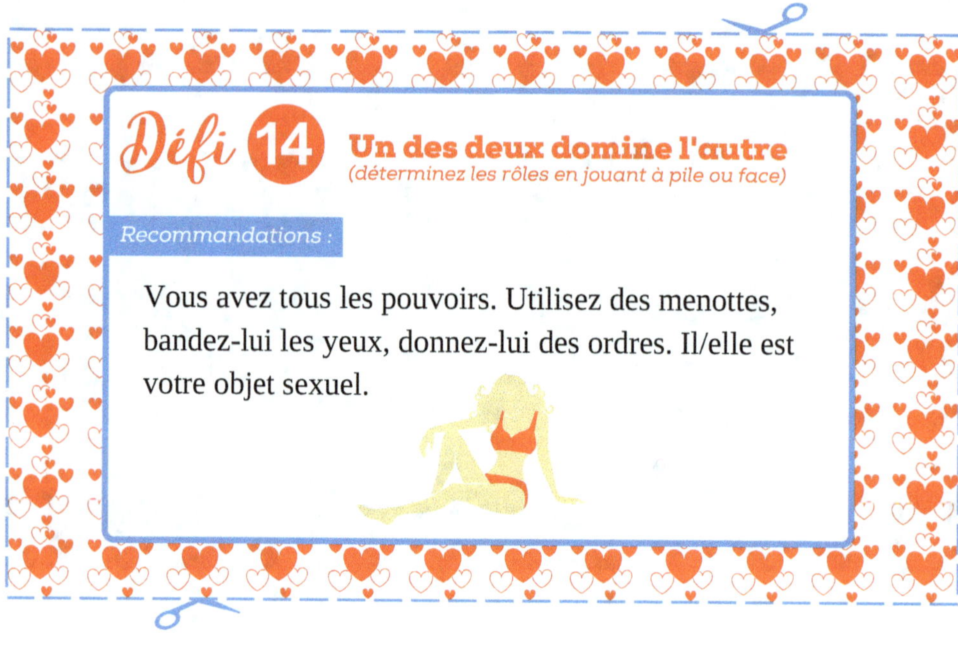

Défi 15 — Tester des nouvelles positions

Sortez des sentiers battus ! Inspirez-vous du Kamasutra et faites l'amour dans des positions que vous n'avez jusqu'à présent encore jamais essayées.

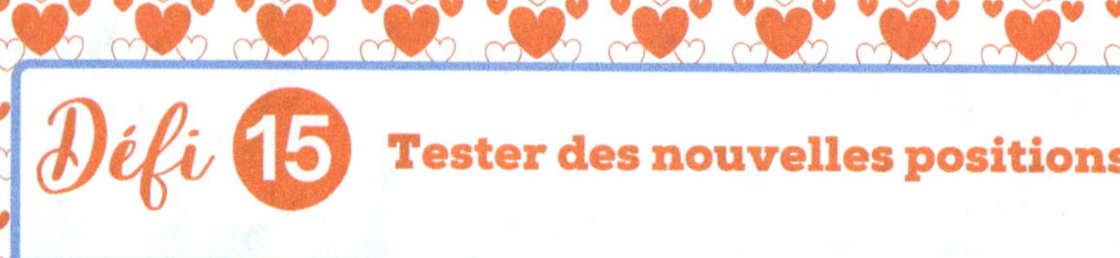

Défi 16 — La pénétration est interdite

Monsieur, vous allez amener votre femme à l'orgasme mais attention, sans pénétration ! Mains, bouches ou jouets seulement.

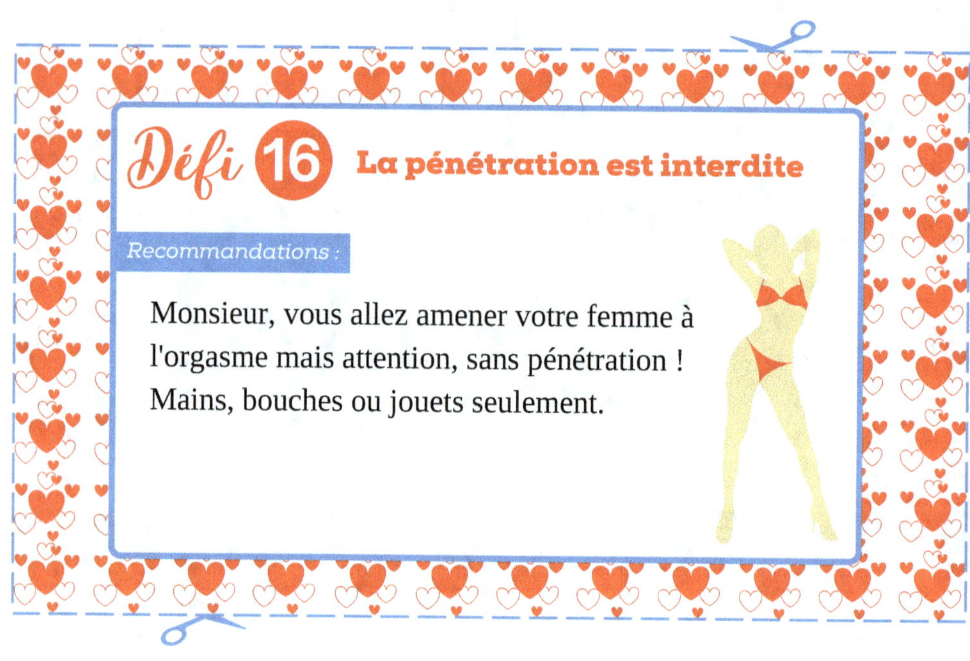

Défi **17** — Partagez votre fantasme

C'est parfois difficile de révéler ce genre de choses. Alors dites-lui par message ;) Si ça se trouve, votre partenaire a des idées plus perverses que vous.

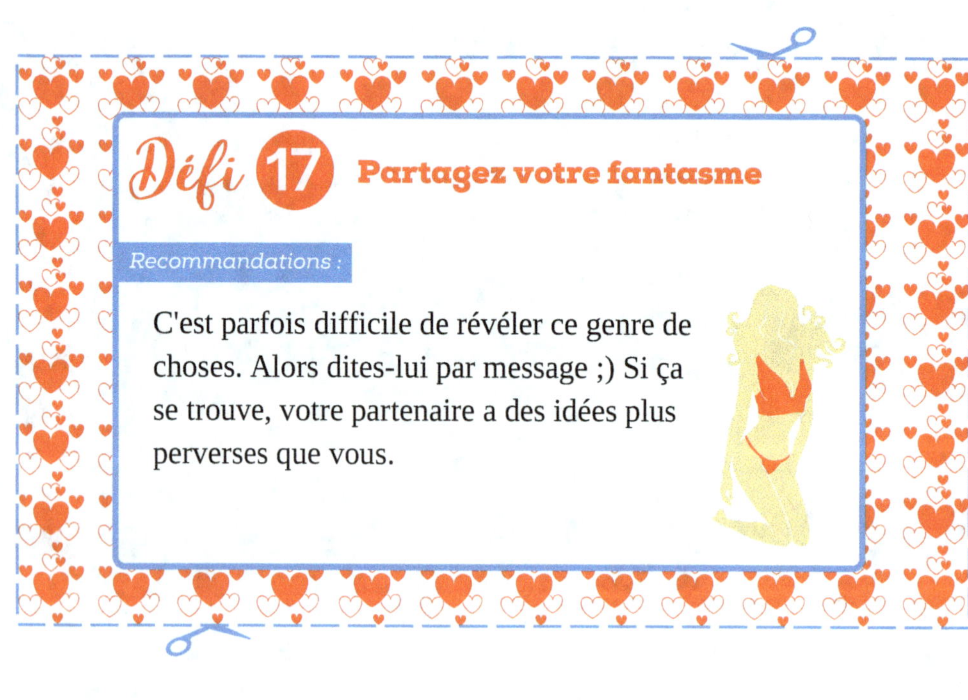

Défi 18 — Faites un break !

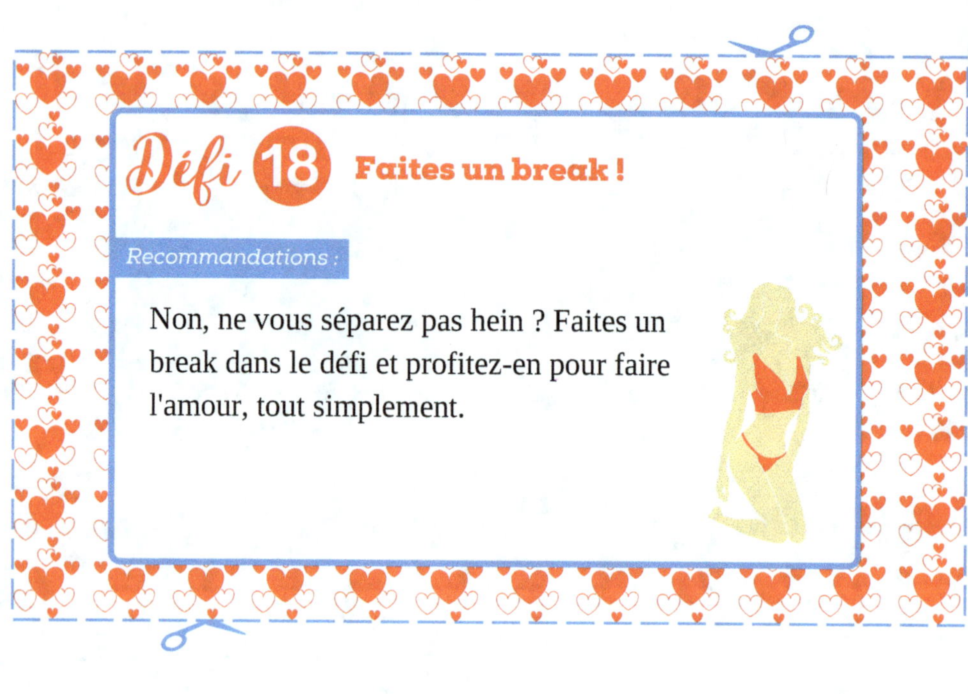

Non, ne vous séparez pas hein ? Faites un break dans le défi et profitez-en pour faire l'amour, tout simplement.

Défi **19** — Prendre un bain de minuit

Recommandations :

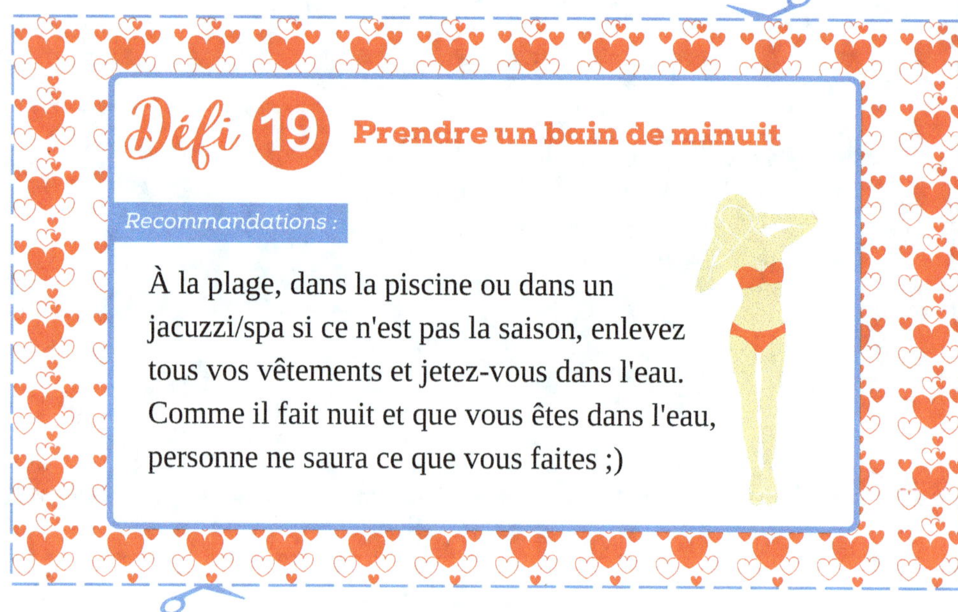

À la plage, dans la piscine ou dans un jacuzzi/spa si ce n'est pas la saison, enlevez tous vos vêtements et jetez-vous dans l'eau. Comme il fait nuit et que vous êtes dans l'eau, personne ne saura ce que vous faites ;)

Défi 20 — Installer une app coquine

Sur votre smartphone, installez une application avec le jeu action/vérité hot et laissez vous prendre au jeu ...

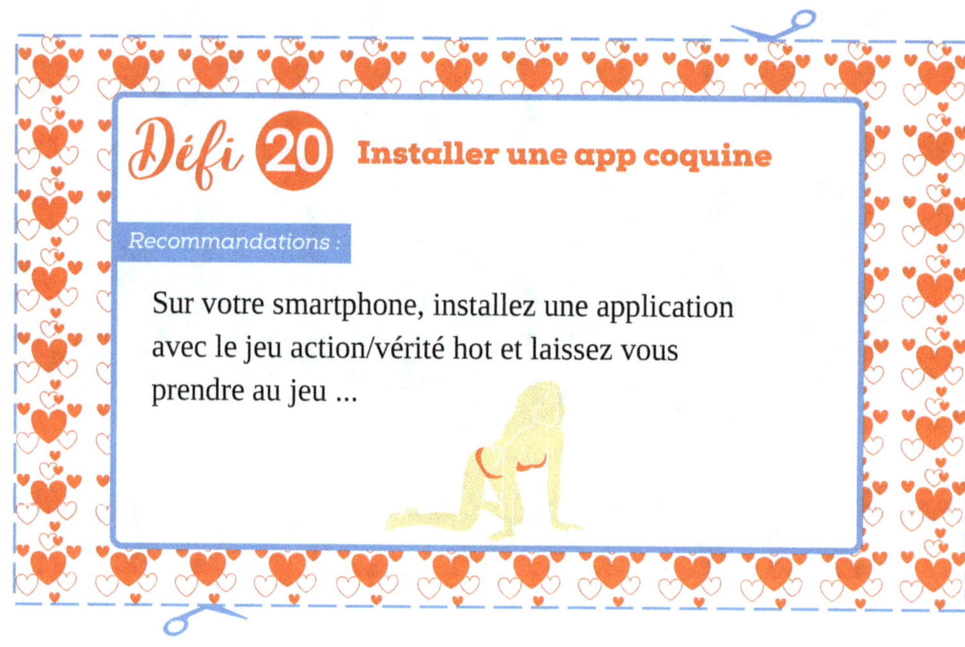

Défi **21** — S'essayer au slow-sex

Faites l'amour le plus lentement possible. Interdiction d'être brutal et de précipiter les choses. Plus c'est lent... plus c'est bon !

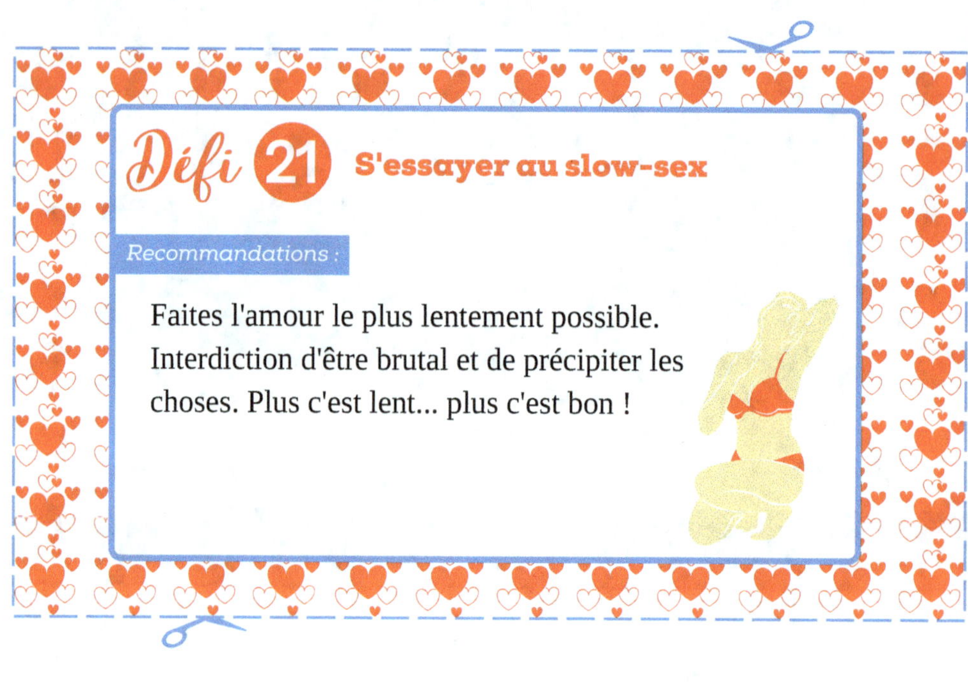

Défi 22 — Pratiquer le sexe oral uniquement

Fellation et cunnilingus, c'est tout ce que vous allez devoir faire pour prendre votre pied.

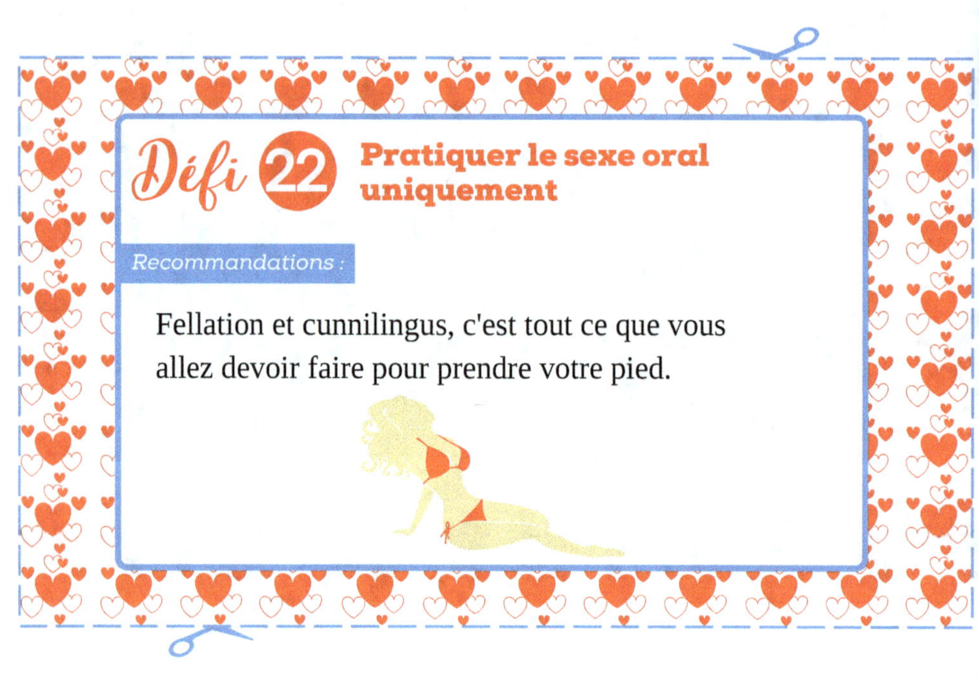

Défi 23 — Se masturber devant l'autre

Bandez les yeux de votre partenaire. Il/elle ne doit pas vous toucher. Vous devez vous masturber jusqu'à la jouissance.

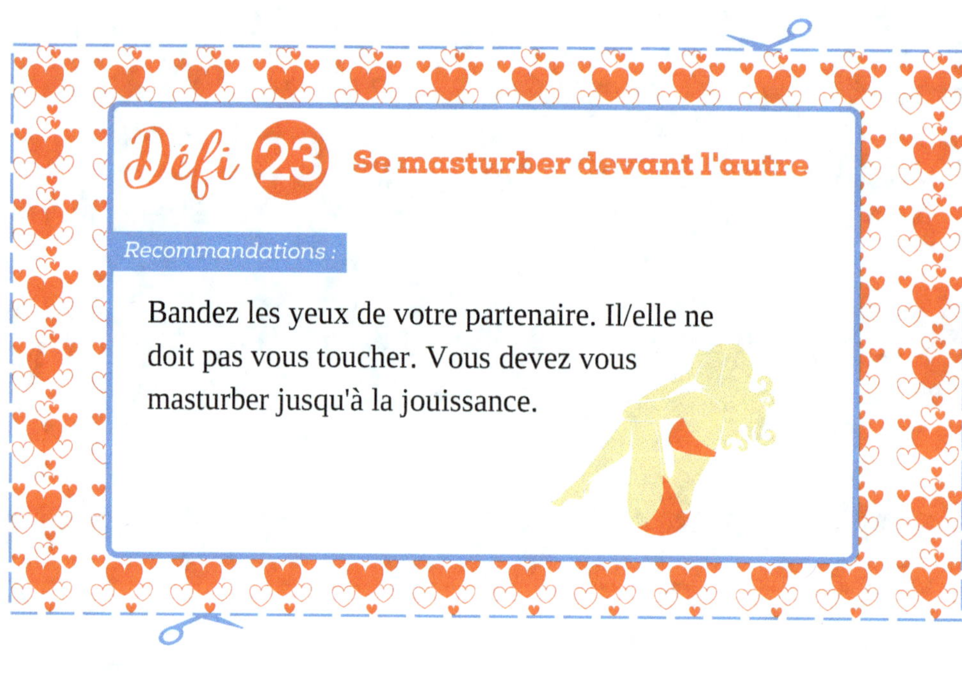

Défi **24** — Envoyer un sexto au travail

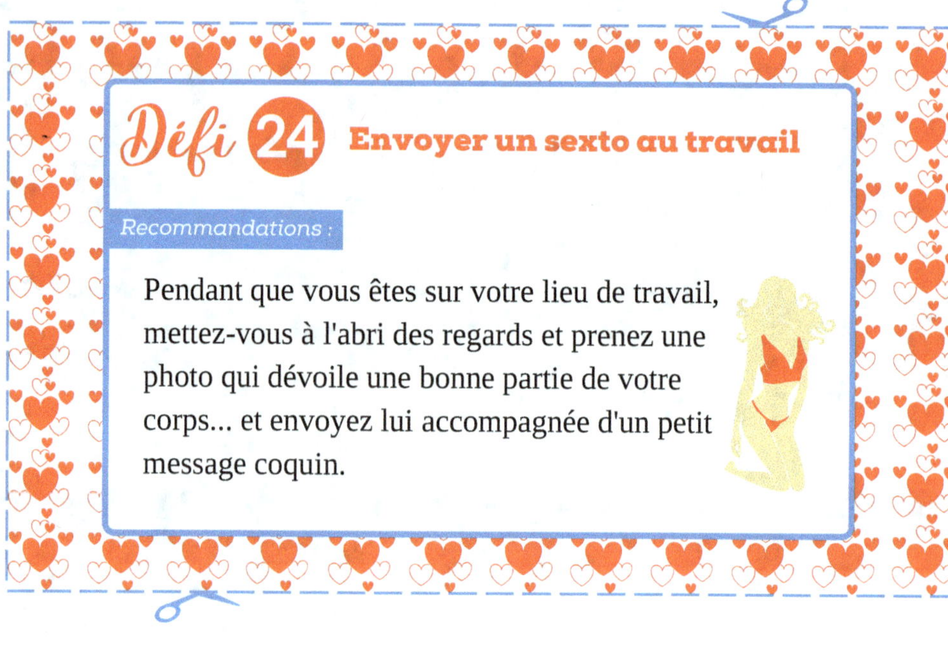

Pendant que vous êtes sur votre lieu de travail, mettez-vous à l'abri des regards et prenez une photo qui dévoile une bonne partie de votre corps... et envoyez lui accompagnée d'un petit message coquin.

Défi 25 — Le/la réveiller avec un petit-déjeuner gourmand

Préparez un petit-déjeuner un peu spécial :
pain, confiture, croissants, jus d'orange... ce que
vous voulez. Mais surtout n'oubliez pas la pâte
à tartiner, que vous étalerez délicatement sur
son sexe...

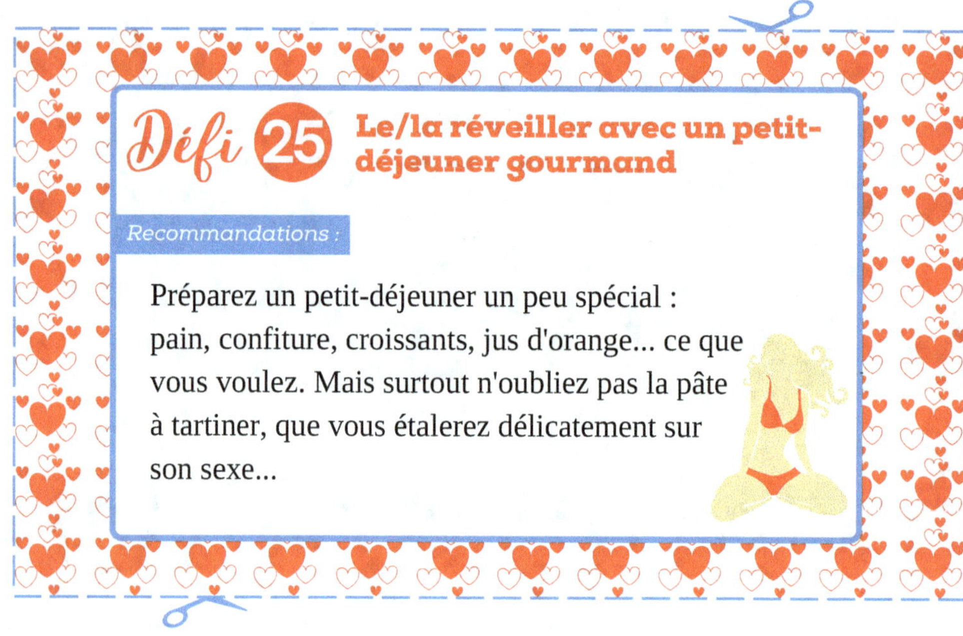

Défi 26 — Faire les Jeux Olympiques du Sexe

Prêts pour le marathon ? Faites l'amour autant de fois que possible en une seule journée.

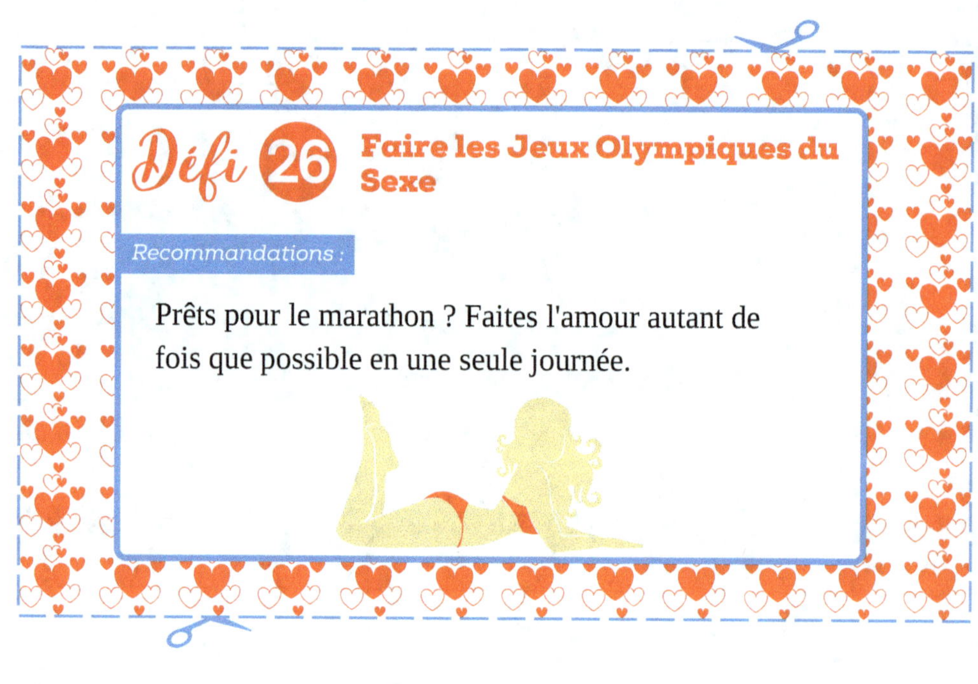

Défi **27** — Suivre le rythme...

Et si on agrémentait les ébats avec une playlist sélectionnée par vos soins ? Tous vos mouvements devront suivre le rythme...

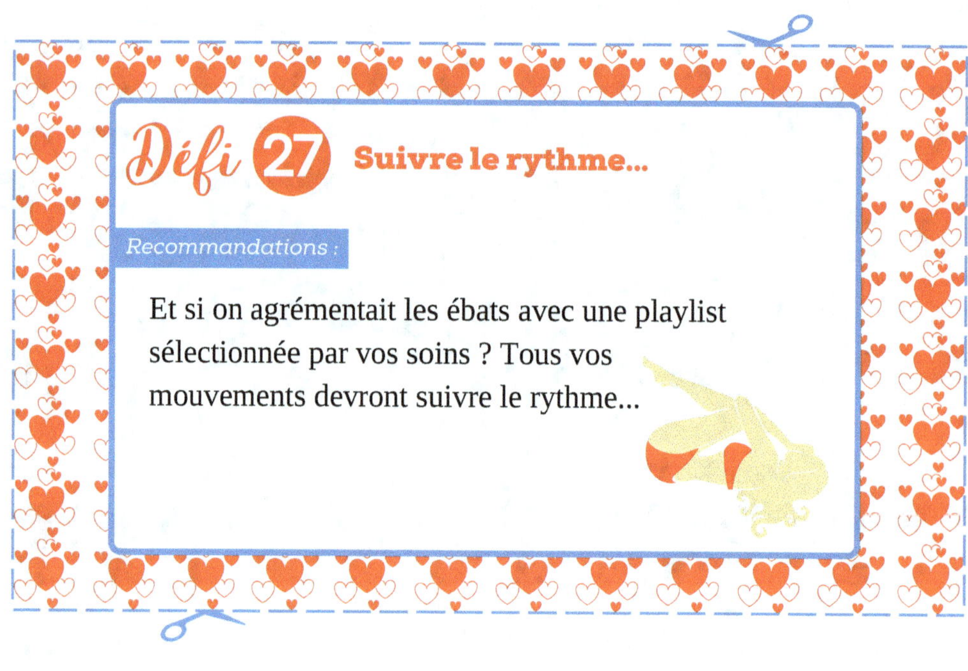

Défi 28 — S'habiller en infirmière et en prisonnier

Procurez-vous des tenues sur internet si vous n'en avez pas. C'est l'histoire d'une infirmière qui reçoit en consultation un prisonnier pour qui elle a un faible et... à vous d'imaginer la suite ;)

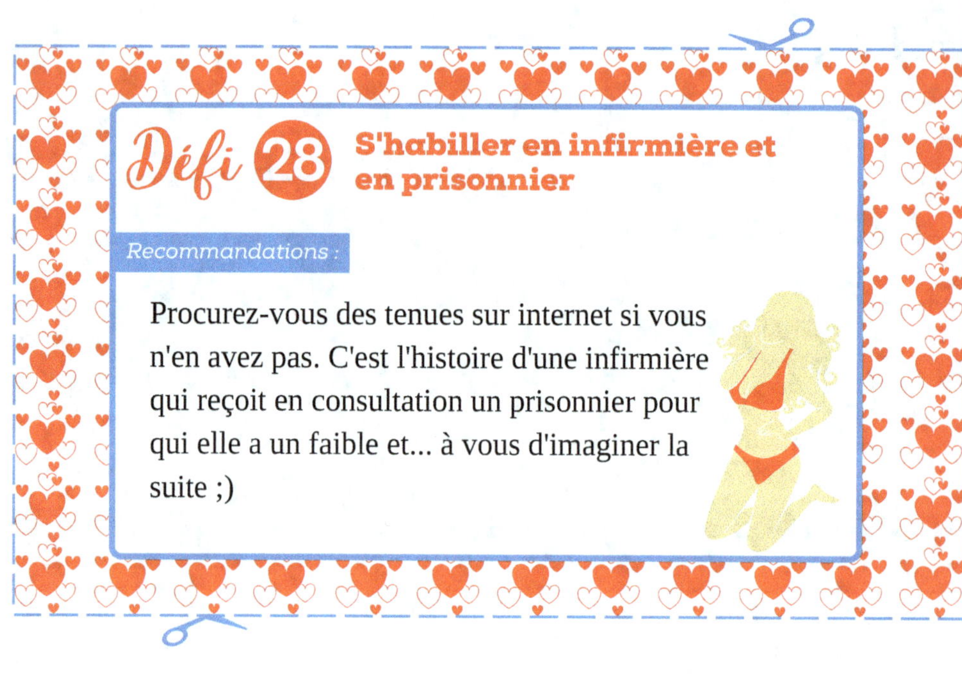

Défi 29 — Se laisser raser le sexe

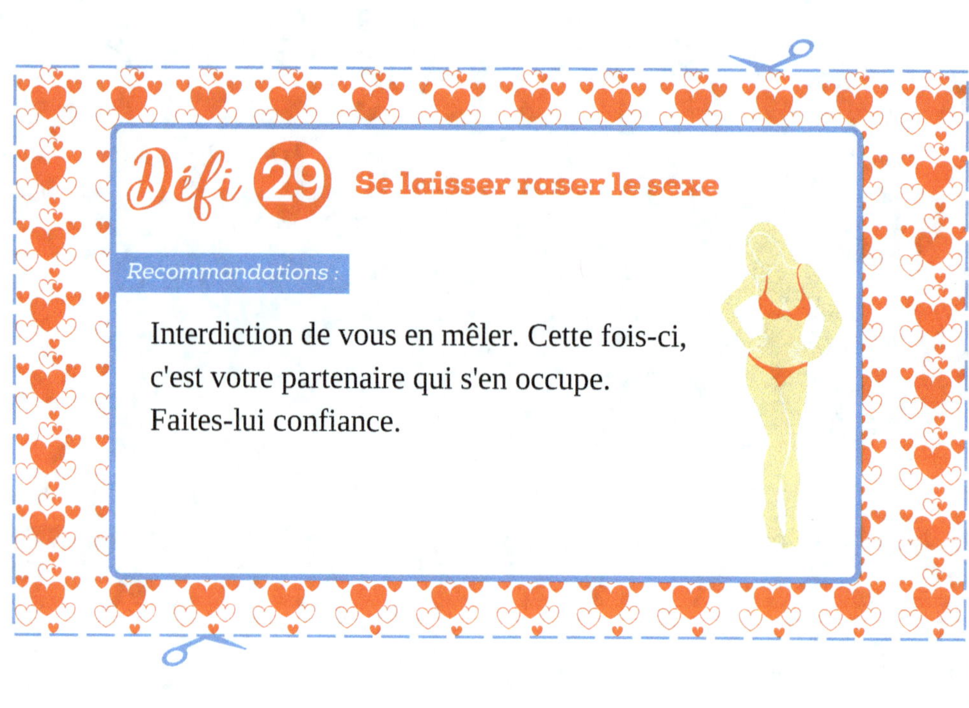

Interdiction de vous en mêler. Cette fois-ci,
c'est votre partenaire qui s'en occupe.
Faites-lui confiance.

Défi 30 — Passer une nuit dans une cabane avec spa

Réservez une nuit dans un lieu atypique comme une cabane au milieu de la nature. Choisissez en une avec un spa. N'oubliez pas d'apporter une bonne bouteille de vin.

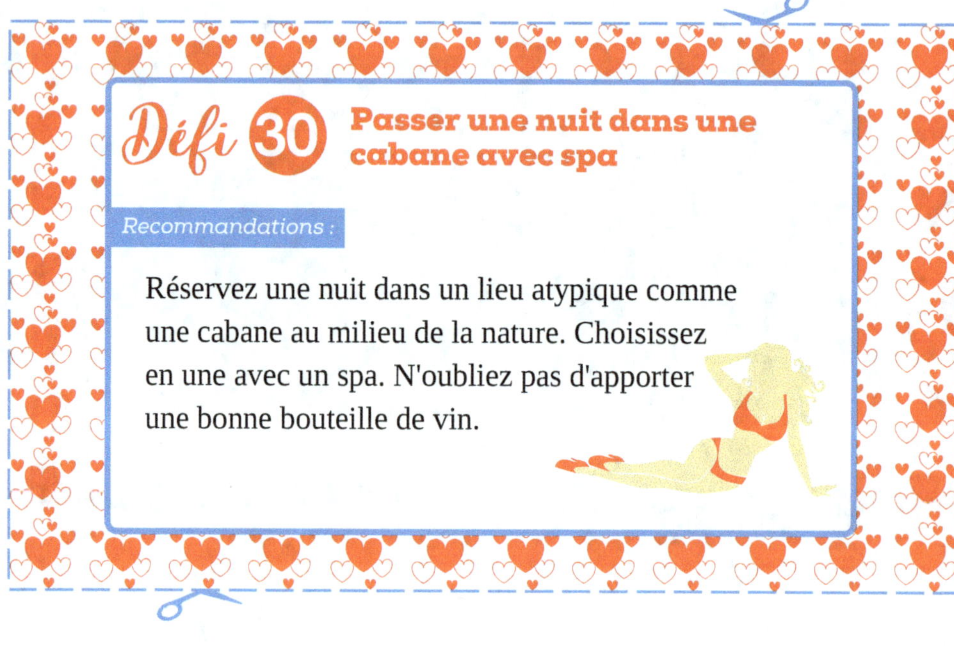

Défi 31
Recommandations :

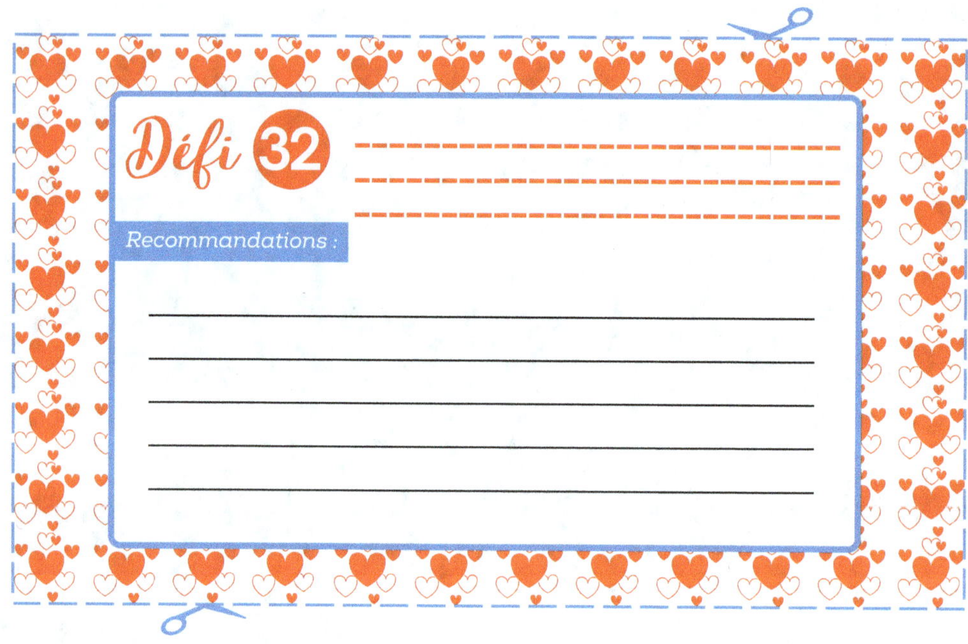

Défi 32
Recommandations :

Défi 33
Recommandations :

Défi 34
Recommandations :

Défi 35
Recommandations :

Défi 36
Recommandations :

Défi 37
Recommandations :

Défi 38
Recommandations :

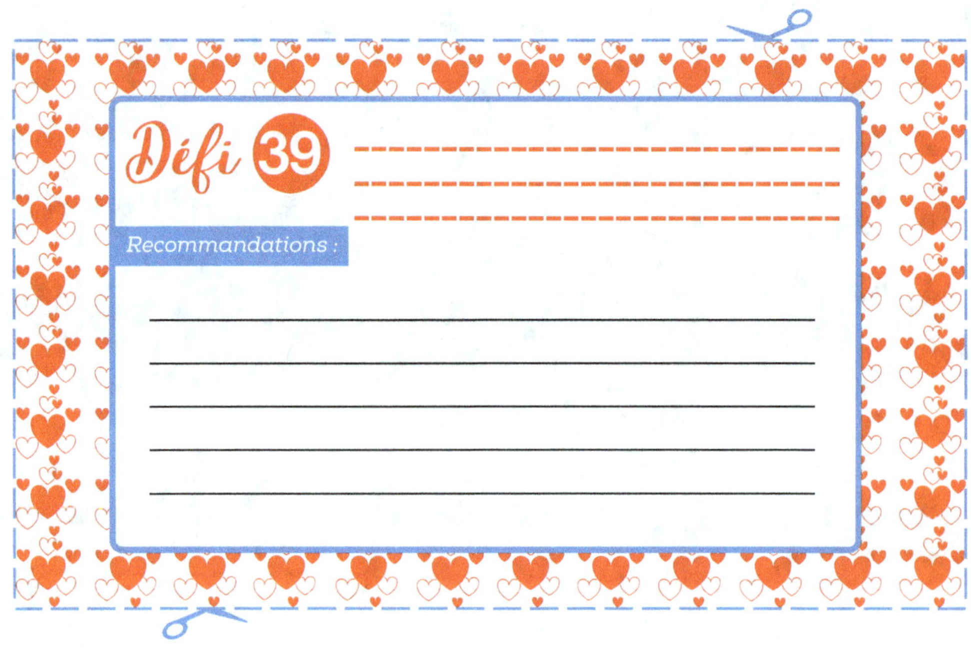

Défi 39
Recommandations :

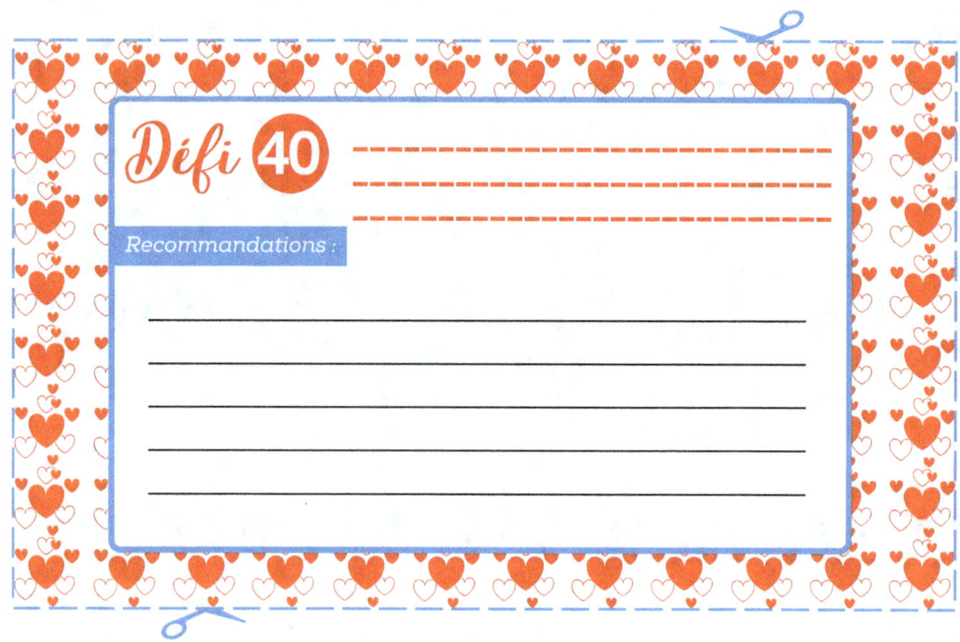
Défi 40
Recommandations :